Attribué à Charles, curé
(Bougard, Bibliotheca
Borvoniensis, p. 305)

AVIS AU PUBLIC,

En particulier aux Pauvres & aux Personnes charitables, sur la vertu & l'usage des Eaux de Bourbonne-les Bains en Champagne, & sur l'établissement & les Réglemens d'un Hôpital Bourgeois commencé en ce lieu en faveur des Habitans & des Etrangers, sous la protection des Seigneurs & des Supérieurs Ecclésiastiques.

COmme rien n'intéresse plus que la santé, qui est de tous les dons naturels le plus précieux, il y a long-tems que le Public doit connoître la vertu particuliere des Eaux de Bourbonne, par les différens Ecrits qu'on en a faits, * par le suffrage des pre-

* On peut consulter à ce sujet plusieurs Extraits de l'Académie des Sciences, en particulier un de M. du Fay, dont parlent les journaux des Sçavans & de Trévoux de Mars dernier; les

A

miers Médecins & Chirurgiens de la Cour, de Paris & des Provinces, par le concours innombrable des personnes de tous les états, qui viennent à ces Eaux de toute la France, & même des Pays étrangers; mais surtout par le témoignage autentique d'une infinité de cures merveilleuses qui s'y operent tous les ans, & dont on en a raporté plusieurs dans un Livre sur ces Eaux qui vient d'être imprimé à Troies, & approuvé par M. Andry.

En attendant toutefois qu'on donne encore là-dessus de plus amples éclaircissemens au Public, comme on le fera bien-

Theses Latines que M. Charles, ancien Directeur de ces Eaux, & Professeur en Médecine dans l'Université de Besançon, y a fait sontenir, & dédiées les unes à feu M. Desmarets le Ministre, Seigneur de Bourbonne; d'autres à M. Dodart, premier Médecin du Roy: l'Auteur travaille actuellement sur cette matiere en François.

Un petit Livre assez ancien de M. Thibaud, Doyen des Médecins de Langres; un autre imprimé à Dijon depuis peu d'années, par un Médecin; un autre imprimé à Troies, de M. Gauthier, Inspecteur des Ponts & Chaussées de France, qui fut envoyé à Bourbonne par M. de Bercy, de la part de M. Desmarets, pour faire faire aux bains quelques réparations, & tirer un plan d'Hôpital qui n'eut pas lieu à cause de la mort du feu Roy.

tôt, & ce qu'on continuera tous les ans; on a crû devoir hazarder ce petit Ecrit en faveur de plusieurs pauvres Particuliers qui peuvent n'être pas instruits, & qui seront bien-aises d'avoir du moins une idée générale de ces Eaux, afin de ne point négliger un remede si salutaire & si aisé, quand ils en auront besoin, ou de s'épargner la peine & la dépense d'y venir, l'inquiétude même d'y penser, quand elles ne leur conviendront nullement.

Les Eaux de Bourbonne étant de leur nature très-chaudes, * très-fondantes, & très-purgatives, ont une vertu souveraine contre les maladies qui viennent de causes froides, d'obstructions, & de foiblesse, comme rhumatismes, paralysies, apopléxies, sciatiques, anchiloses, chutes, blessures, coups de fer ou de feu, plaies mal pansées, fractures, rétractions & convulsions de nerfs, tremblemens, débilitez d'estomac, indigestions, cruditez, aigreurs, vomissemens continuels, asthmes, trop d'embonpoint ou de réplétion, surabondance de bile & de pituite, jaunisses, pâles couleurs, certaines surditez, certains maux d'yeux, embarras de la langue ou

* Elles le sont à la fontaine au sixiéme degré, & cuisent un œuf, sans brûler cependant ceux qui les boivent aussi aisément que de l'autre eau.

difficultez de parler, & une infinité d'autres maladies opiniâtres de différentes especes, dont le détail meneroit ici trop loin, & que les autres remedes ou même d'autres Eaux ne peuvent guérir.

Par la même raison elles ne conviennent point en général aux incommoditez qui viennent de trop de chaleur, aux tempéramens trop sanguins, à toutes sortes de fiévres, excepté quelquefois la fiévre lente, quand elle est causée par des obstructions, à la phtysie, aux inflammations internes ou externes, aux maladies de poumons ulcérez, à la toux, au rhume, à la pleurésie, à l'hydropisie, aux pertes de sang, ni à toutes autres hémorragies, aux érésipelles, à la grosse vérole, aux abscès formez, &c.

Cependant il arrive souvent qu'elles guérissent certaines maladies ausquelles on les croyoit d'abord contraires, & qu'elles le deviennent à d'autres ausquelles on les croyoit très-propres.

On peut donc quelquefois dans le doute & dans un grand besoin, les essayer; pourvû qu'on y aille doucement, & qu'on cesse quand un Médecin ou gens expérimentez pour les Eaux l'ordonneront, on ne risque rien.

Suivant les différentes maladies internes ou externes, on boit les eaux chaudes à la source ou dans la chambre : on se baigne, ou chez soi, ce qui est toujours le meilleur, du moins dans le commencement & le plus commode, ou dans l'un des trois bains publics, qui ont tous leur chaleur & leurs qualitez particulieres : * on se fait doucher, c'est-à-dire verser l'eau chaude sur les parties malades ; & quelquefois on y applique les bouës qui sont aussi très-salutaires.

Les saisons les plus convenables pour prendre ces Eaux, sont depuis la fin d'Avril quand il ne fait pas trop froid, jusqu'à la S. Jean ou jusqu'aux grandes chaleurs ; & depuis la fin d'Aoust jusqu'à la Toussaint. On les prend cependant avec succès en tout tems, comme une heureuse expérience de toutes les années le fait voir, au plus fort même de l'hyver & de l'été, en se précautionnant, comme cela est très-aisé, contre le grand froid & le grand chaud : on en est même mieux soigné & à

* Le bain du Seigneur, le bain des Pauvres, & le bain *Patris*, qui tire son nom d'un Patricien ou d'un illustre Romain de ce nom, dont la fille guérit, dit-on, à ces Eaux. On peut voir à ce sujet dans la cour du Château une inscription Romaine, dont les differens Journalistes & d'autres Auteurs ont souvent parlé.

meilleur marché dans ces tems-là, parce qu'il y a moins de monde; ainsi dès que le mal presse, on ne sçauroit venir trop tôt aux Eaux de Bourbonne.

On apprend aisément sur les lieux la maniere dont il faut les prendre, & le régime qu'il faut y observer, qui est à peu près le même qu'aux jours de médecine, sans être cependant si gênant pour la sortie, quand le tems est serain & temperé.

Ceux qui sont éloignez, & qui ne sçavent si les Eaux conviennent à certaines maladies ou en certaines circonstances, n'ont qu'à écrire à Bourbonne, par la poste de Langres, en affranchissant leurs Lettres, aux Médecins, Chirurgiens, ou autres personnes du lieu, qui consulteront leurs maladies, & on leur répondra sur le champ.

Ceux qui peuvent gagner sur eux de prendre les eaux lentement, ou de faire deux saisons avec un intervale de repos convenable entre chacune (ce qui peut aller à deux ou trois mois suivant les maladies & les tempéramens; ou à six semaimaines environ, quand on n'a besoin que de boire, ou de se baigner, & de se faire doucher) guérissent bien plus communément que d'autres, & s'épargnent souvent l'inquiétude, la peine & les frais d'un second voyage.

Ceux qui ont été à Bourbonne avant l'incendie, & qui conservent le souvenir de leurs anciens hôtes, & ceux qui n'y ont jamais été, ne seront pas fâchez de voir ici en peu de lignes les noms des maisons anciennes ou nouvelles, les plus logeables pour toutes sortes de personnes : je les mettrai comme elles me tombent sous la plume, en commençant par la rue des Capucins.

Outre le Château qui est des plus spacieux, il y a les maisons des Sieurs ou Dames de la Cosse, Bresson Prevôt, le Gros, Pavé, la Tasse, Bourre, Guignard Procureur Fiscal, Chevalier, Flogny & d'Aprenand Marchands, Milleton, Bertaud Maître de Latin, Artaud Coutelier, veuve Aubert, Thevenot Aubergiste, veuve du Clerget & son fils, Monginot fille, de Revoges, veuve de Cumiers, Maillard le jeune, la veuve Mongin, le Chirurgien, le Baigneur & son fils Chirurgien du Roy, veuve Grojam & son fils Médecin, Flambe Marchand qui a deux Auberges, Baillet Recteur d'école, Chapelle Avocat, Vial Droguiste, la veuve Bailly & son fils, Juy, Gilles, Roussel, Petit, deux Lausanne freres, veuve Maillard Joffroy, Sales, veuve Berthier, la Salle, la veuve Duport & son fils Médecin, Robert, Vosgien, Juy le jeune, les deux le Cerc Chirurgiens, Huguenot, Gevrey, Norbert, Bailly le Greffier, Raguet Apotic. deux Aubertin Chirurgiens, la Fleur, &c.

Il y a aussi quantité de Particuliers qui ont des chambres à louer fort commodes; on pourroit en compter jusqu'à six ou sept cens, & même bien davantage, toutes plus logéables les unes que les autres.

On trouve donc à Bourbonne qui est assez bien rebâti depuis l'incendie du premier May 1717, autant de logemens & de pensions qu'on veut, & à toutes sortes de prix, avec les principales commoditez de la vie, par le moyen de la poste, des foires, marchez, &c. du lieu, & des villes voisines ou peu éloignées, comme Langres, Chaumont, Besançon, Dijon, Nancy, &c.

Les chemins sont maintenant des plus beaux, & l'on travaille presque partout à les réparer. Le sieur Boutifarre à Paris, rue de Bracq, près la Mercy au Marais, Directeur des Carosses de Troies, Langres, &c. outre les voitures publiques, en fournit de particulieres pour aller encore plus promptement à Bourbonne. On peut par cette voye y envoyer tout ce qu'on veut, & en faire venir des Eaux & des bouës qui se conservent plusieurs mois, ſe réchauffent au bain-marie, & ne laiſſent pas de faire de bons effets de loin, quand abſolument on ne peut les aller prendre ſur les lieux, ce qui eſt cependant toujours le plus convenable.

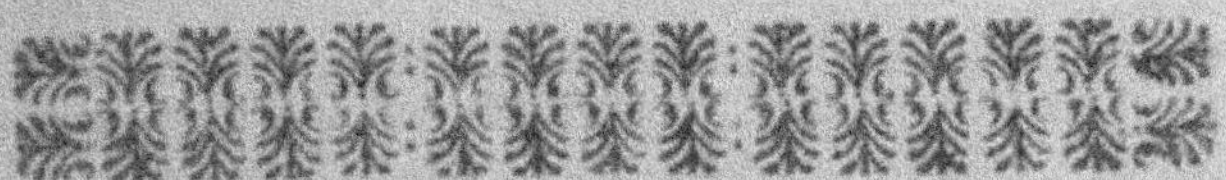

HOSPITAL

DE BOURBONNE-LES BAINS.

CE qui rebute une infinité de perſonnes, ſurtout les Pauvres, de venir aux Eaux de Bourbonne, lors même qu'ils en ont un beſoin indiſpenſable, c'eſt qu'ils ne ſçavent comment s'y gouverner ni comment s'y entretenir, & ſe figurent de trop grandes difficultez & de trop grandes dépenſes dans l'uſage de ces Eaux, pour le choix des Médecins, Chirurgiens, Apoticaires, Baigneurs, & autres gens de ſervice, pour le logement, la nourriture, les remedes, & toutes les choſes néceſſaires.

C'eſt pour épargner à tous les Etrangers, ſurtout aux pauvres, bien des inquiétudes & bien des dangers pour le corps & même pour l'ame, où ils ſe voient exposez quand ils sont abandonnez à eux seuls, comme on le fera mieux sentir plus bas, que par une juste confiance en la providence divine, en la protection de la Cour, & en la charité du Public, on a commencé sur la fin de la derniere saison une espece d'Hôpital qui sera toujours d'un très-grand secours pour plusieurs, en attendant mieux, comme il y a tout lieu de l'espérer, & qui pourra même servir dans la suite d'un Hôpital particulier pour les femmes & filles, ou pour les Bourgeois, si l'on veut en séparer les soldats.

On a donc choisi pour cela une grande maison * assez proche de la fontaine & des bains chauds, d'où l'on peut aussi faire venir aisément l'eau pour boire, baigner, & se faire doucher.

Dans cette maison qui a un jardin sur le ruisseau d'eau froide, qui est en bon air, & où l'on a accommodé une Chapelle pour y dire tous les jours une ou plusieurs Messes, qn'on peut entendre de plusieurs chambres ou salles ; on procurera le couvert, un lit, les médicamens né-

* La maison du feu sieur Maillard, proche le petit pont, dans la rue des Bains, où de gros Seigneurs ont logé autrefois avec toute leur suite & leurs équipages.

cessaires, les bains & les eaux gratis, * ainsi que les soins des Médecins, Chirurgiens, Apoticaires, Baigneurs, & autres gens de service, à tous les véritables pauvres.

On appelle ainsi ceux qui auront de véritables certificats de pauvreté & du besoin des Eaux, signez par les Curez, Médecins ou Chirurgiens de leurs Paroisses, légalisez par leurs Officiers de Justice, visez de plus par les Curé, Médecins, Chirurgiens & Officiers de Justice de Bourbonne; sans quoi les pauvres qui s'y présenteront, bien loin de jouir des graces susdites, s'exposeront à être traitez suivant les Ordonnances du Roy & les Réglemens particuliers à Bourbonne, comme des vagabons & gens sans aveu. ** Il sera fort inutile de dire qu'on n'a pas pensé à toutes ces précautions; on ne peut plus les ignorer, puisque cet Ecrit a été rendu public par toute la France, principalement afin que tout le monde en fût instruit.

Mais comme cet Hôpital n'a encore jusqu'ici aucun fonds, & qu'il faut faire

* La charité des Seigneurs veut bien accorder ce gratis aux véritables pauvres.

** Il y a des ordres au Prevôt de la Maréchaussée de Langres d'y veiller de près.

bien de la dépense pour le fournir des vivres, remedes, linges, meubles, ustenciles, & autres choses nécessaires, sans parler des gages de plusieurs domestiques qu'il faudra y entretenir; & qu'il est impossible dans un lieu totalement ruiné par un incendie, de subvenir aux besoins de tous les pauvres qui y viennent aux Eaux, de toute la France, & même des pays étrangers, on ne peut pour le présent y nourrir gratis qu'un certain nombre de pauvres du lieu ou étrangers qui n'auront aucune ressource.

Pour les autres qui voudront être entretenus de toutes choses, & qui sont en trop grand nombre pour pouvoir constamment y suffire à tous, ils auront soin, comme il falloit bien le faire auparavant, de se pourvoir de quelques secours de leurs familles ou de leurs Paroisses.

Si ce qu'on propose ici paroissoit étrange à certaines personnes qui sont toujours prêtes à critiquer les meilleures œuvres, on les prie de faire mieux, ou d'indiquer d'autres expédiens; de considérer, outre ce qu'on a déja dit, que quand on ne peut pas procurer tout le bien qu'on souhaiteroit, il faut tâcher du moins d'en procurer une partie; qu'on reçoit quelque chose à titre d'aumône ou autrement, pour certains malades dans plusieurs Hôpitaux des mieux fondez, comme à Paris aux Hospitalieres de la rue Mouffetard, &c. à Lion, Besançon, Baune, Châlons, &c. qu'on ne peut juger d'un Hôpital à Bourbonne, comme de plusieurs autres qui n'ont ordinairement qu'un certain nombre de malades du lieu & du voisinage, ou de passans; que dans celui-ci il en viendra une multitude extraordinaire de tous côtez, comme on l'a déja dit; qu'il faut bien plus de dépense pour l'usage des eaux, que dans les autres maladies; que les quêtes qu'on fait à Bourbonne dans la saison des bains, ne montant gueres maintenant qu'à une quarantaine de livres, quelquefois moins, ne feront pas grand chose pour quatre ou cinq cens pauvres, ou soi disant tels, qu'on voit à Bourbonne dans une seule année.

Il est donc bien plus naturel, bien plus facile, & absolument nécessaire, que chaque pauvre, ou soi disant tel, sortant d'une Paroisse non incendiée comme celle-ci, se procure par quelque quête ou par quelque autre moyen, dans sa famille ou dans son lieu, un peu d'argent pour venir aux Eaux de Bourbonne, où moyennant une somme modique donnée à titre d'aumône à ce nouvel Hôpital, on tâchera de fournir à chacun toute la nourriture, tous les remedes & tous les secours nécessaires, qu'on ne pourroit se procurer ailleurs qu'en dépensant infiniment davantage, sans pouvoir être aussi-bien soigné que dans cet Hôpital; ainsi la condition des pauvres malades sera toujours bien meilleure qu'elle ne l'étoit ci-devant.

Il y en aura ausquels ces sommes légeres qu'on demande à titre d'aumône seulement, ne monteront gueres pour la nourriture & les remedes convenables, qu'on n'épargnera point cependant quoi qu'il en puisse coûter : il faudra donc que le fort compense le foible, & que suivant l'avis de S. Paul, l'abondance des uns supplée à la disette des autres, par une économie dont tout le monde profitera. Dès que cet Hôpital aura quelque fonds, comme bien d'autres qu'on a commencez avec de moindres ressources ou de moindres espérances, on prendra moins, ou l'on ne prendra rien du tout, des malades qui apporteront de véritables certificats de pauvreté & de maladie, comme il a été dit ci-dessus

AVIS aux Personnes charitables, surtout à celles qui viennent aux Eaux, touchant la fondation de quelques Lits à l'Hôpital de Bourbonne.

On croit devoir dire ici qu'une des meilleures & des plus solides charitez qu'on puisse faire, c'est de fonder pour les Pauvres des Places ou des Lits à l'Hôpital de Bourbonne. Moyennant la somme de 600 liv. par exemple, qui feront la rente annuelle de 30 liv. les Fondateurs de ces Lits pourront envoyer tous les ans dans cet Hôpital, pendant un mois, ou au prorata de leur somme, leurs pauvres parens, leurs domestiques, leurs sujets, ou qui ils voudront, eux & leurs heritiers : cette Fondation sera certainement des plus agréables à Dieu, des plus méritoires pour la vie présente & pour l'éternité, des plus honorables pour une famille, & des plus avantageuses pour une Paroisse ou pour une Province, où il y a toujours quantité de malades & d'infirmes qui languissent ou souffrent cruellement toute leur vie, à charge à eux mêmes, à leur parenté, ou au Public, & qui seront radicalement guéris dans l'espace d'un mois environ qu'ils prendront les Eaux dans cet Hôpital, par la maniere dont ils y seront traitez.

Si quelqu'un avoit donc la salutaire pensée d'y fonder quelques Lits, ou d'y envoyer quelques aumônes, dont un commencement surtout ne peut manquer d'avoir un très-grand besoin, on pourra en écrire par la poste de Langres qui va à Bourbonne, aux Administrateurs de cet Hôpital, ou à qui l'on jugera à propos, ou même à Paris, ou dans quelle ville du Royaume l'on voudra ; & l'on donnera aussitôt les éclaircissemens & les assurances convenables pour ces Fondations & les distributions de ces aumônes.

Le sieur Boutifarre Directeur des Carosses de Paris à Langres & à Bourbonne, & plusieurs autres Directeurs des Carosses ou des Postes, veulent bien avoir la charité de faire tenir gratis à cet Hôpital tout ce qu'on voudra y envoyer, comme argent, linges, meubles, vaissellle, ustenciles, matelats, couvertures, remedes, &c.

AVIS touchant les faux pauvres ou les faux malades, qui ſous prétexte des Eaux oſeroient venir à Bourbonne.

OUtre que les Ordonnances défendent de mendier, & par conſequent d'entretenir par-là l'oiſiveté & tous les déſordres inſéparables de la mendicité, ce qu'on n'a que trop vû juſqu'ici à Bourbonne, & ce qui a le plus déterminé à faire ce commencement d'Hôpital, pour arrêter le cours de bien de mauvaiſes choſes, pour l'ouvrir à bien des bonnes œuvres, & pour fixer à un ſalutaire uſage les charitez qu'on pourra faire à Bourbonne; on prie très-humblement ceux qui y viennent & les habitans, de ne point perdre le fruit de leurs aumônes, en les donnant dans les rues, à la porte de leurs maiſons, encore moins dans les Egliſes, à des vagabons & gens ſans aveu, qui ne s'en ſervent ſouvent que pour s'enyvrer, jouer, ſe battre, voler, &c. mais de vouloir bien envoyer leurs aumônes avec ce qui pourroit reſter de leurs repas, leurs vieilles hardes, meubles, &c. ou de les remettre aux perſonnes préposées pour quêter pour cet Hôpital, ou aux Dames de la Charité de Bourbonne : le même précepte qui oblige de faire l'aumône en certaines occasions, oblige aussi de la faire à de véritables pauvres, avec sagesse & avec choix.

On invite les malades étrangers à considérer qu'un des meilleurs moyens pour obtenir du ciel la guérison qu'ils viennent chercher souvent de si loin & avec de si grands frais, c'est d'engager le ciel par ses bonnes œuvres, en particulier par ses aumônes, à bénir les remedes qu'on prend.

On invite pareillement les habitans du lieu à user envers les pauvres étrangers, de la même charité dont ils ont souhaité qu'on usât à leur égard après leur incendie, & de faire attention qu'un Hôpital étant appellé par excellence *Hôtel-Dieu* ou *Maison de Dieu*, bien loin de leur être jamais à charge en aucune maniere, ne peut qu'attirer sur la Paroisse toutes sortes de bénédictions spirituelles & même temporelles, & que les charitez qu'ils y feront suivant leurs moyens, sont un des meilleurs préservatifs contre l'incendie & les autres maux qu'on peut craindre dans la vie présente & pour l'éternité.

Outre que l'aumône qu'on n'exerce guéres avec plus de justice & de mérite que dans un Hôpital, parle en faveur de ceux qui la font, on continuera dans celui-ci les prieres les plus ardentes pour la conſervation des perſonnes qui contribueront de leurs facultez, de leur protection, & de leurs charitables ſoins, ou avis, à ce nouvel établiſſement.

Les pauvres Prêtres & les Religieux mendians qui voudront loger dans cet Hôpital, y trouveront des chambres particulieres, & tous les ſecours qu'on pourra leur procurer, en obſervant, lorſqu'ils ſeront en état de célébrer, de le faire à la décharge de l'Hôpital, pour acquitter les Meſſes qu'on pourra y fonder, ou demander journellement, & de recommander particulierement au S. Sacrifice la guériſon & la conſervation de tous ceux qui feront du bien à cette Maiſon.

REGLEMENS

pour l'Hôpital de Bourbonne-les Bains.

COmme l'ordre qui mene à Dieu, ſuivant les paroles de St Auguſtin, conduit auſſi à tout bien, en particulier à la ſanté; outre les Réglemens généraux des autres Hôpitaux, on obſervera dans celui-ci par rapport à l'uſage des Eaux :

I. De ſe confeſſer en entrant & en ſortant de cet Hôpital, comme cela ſe pratique partout, afin que l'ame étant ainſi purifiée, on obtienne plus aiſément la guériſon du corps.

II. A ſix heures du matin la Priere en commun à la Chapelle.

III. A huit heures le bouillon ou le déjeuner aux malades, qui viendront pour cela au réfectoire, s'ils n'en ſont légitimement empêchez.

IV. A dix heures la Meſſe commune.

V. A dix heures & demie le dîner.

VI. A une heure & demie Vêpres, les veilles & les jours des Dimanches & Fêtes.

VII. A cinq heures le ſouper.

VIII. A huit heures la Priere du ſoir & la retraite, paſſé lequel tems on n'ouvrira plus la porte à perſonne, & on ne ſouffrira plus de feu ni de lumiere dans les chambres, crainte d'accident.

IX. Ceux qui ne ſe trouveront pas auſdites heures pour le déjeuner, dîner, & ſouper, en ſeront privez, ainſi que ceux qui n'aſſiſteront pas à la Meſſe, à la Priere du ſoir & du matin, aux Vêpres, &c. ſans des raiſons légitimes, ou qui iroient boire & manger dehors de l'Hôpital.

X. Les hommes & garçons n'auront aucune communication avec les femmes & filles, qui auront leur logement & leur réfectoire à part ; & celles-ci ne les ſouffriront nullement chez elles, ſous quelque prétexte que ce ſoit, ſous peine d'être chaſſez honteuſement les uns & les autres de l'Hôpital.

XI. Pour éviter une trop grande oiſiveté, & le ſommeil de l'aprèſdinée trop dangereux dans l'uſage des Eaux, on s'occupera aux heures de loiſir qui ne manqueront pas dans la journée, à quelque métier ou à quelque travail qui ne fatigue point.

XII. On aura ſoin d'éviter le ſerain ou l'air du ſoir, qui eſt très-préjudiciable à l'effet des Eaux.

XIII. Tous s'obſerveront ſur la propreté, & ſur la fumée du tabac trop dangereuſe pour le feu, & qui ne convient gueres avec l'uſage des Eaux.

XIV. Tous ſeront exacts à ſe trouver aux heures que les Médecins, Chirurgiens & Apoticaires viendront faire leurs viſites à l'Hôpital, ſçavoir ordinairement le matin, avant le dîner, & avant le ſouper.

XV. Tous vivront dans une bonne union, & s'abſtiendront de toutes mauvaiſes paroles & de toutes mauvaiſes actions, ſans quoi on en feroit bientôt l'exemple qu'ils mériteroient.

XVI. Il ne coutera guéres à certaines perſonnes qui auront les mains libres, de faire leurs lits le plus matin qu'il ſera poſſible, & avant que les domeſtiques trop occupez pendant toute la journée à leur ſervice, viennent balier leurs chambres ou ſalles, qu'on tiendra toujours très-propres.

XVII. On ne recevra perſonne, ſurtout des étrangers & des paſſans, que pour des maladies qui demandent l'uſage des Eaux, & aucun pour celles qui pourroient ſe communiquer, puiſque les Eaux mêmes y ſont très-contraires.

XVIII. On n'y recevra auſſi perſonne qui n'ait des certificats comme il a été dit ci-deſſus.

XIX. Dès qu'on n'aura plus beſoin des Eaux ni d'un repos convenable, il ne faudra plus penſer à s'arrêter à l'Hôpital, mais à faire place à d'autres malades.

Réglemens particuliers pour les Soldats, s'il plaît à la Cour de pourvoir à leur ſubſiſtance audit Hôpital, comme on a tout lieu de l'eſperer, ſuivant qu'on le verra à la fin de cet Ecrit.

I. ILs auront ſoin d'obſerver les Réglemens ſuſdits.

II. Ils auront leurs chambres ou ſalles & leur réfectoire ſéparez.

III. Ils apporteront des certificats de maladie & du beſoin de prendre les Eaux, ſignez par leurs Officiers & Chirurgiens majors, & viſez par les Subdéleguez des villes d'où ils ſortiront.

IV. Ils auront la précaution de ſe munir de leur paye ordinaire, ſans quoi ils ne ſeront point reçûs

V. Ils ſeront d'une attention particuliere à n'avoir point de diſputes entre eux, ni aucune communication avec les autres malades de l'Hôpital, ſurtout avec les perſonnes du ſexe.

VI. Ils ſe conformeront autant qu'ils pourront, aux Réglemens de l'Hôtel Royal des Invalides.

AFin que l'Hôpital ne ſoit point ſurchargé de la multitude des malades qui pourroient y venir tous à la fois, on les invite pour leur propre avantage à se conformer autant qu'ils pourront à l'ordre suivant.

Les pauvres du lieu & du voisinage y seront principalement reçûs en Avril & en Octobre, parce qu'ils auront moins à s'observer sur le tems & sur les chemins, que ceux qui viennent de loin.

Ceux de Paris, de Champagne & Brie, Franche-Comté, Duché de Bourgogne, Trois-Evêchez, Alsace, pays de la Sarre, Lorraine & Barrois, Suisse, &c. en May & en Septembre.

Ceux des pays plus éloignez, comme Orleanois, Beauce, Touraine, Anjou, Maine, Picardie, Flandres, Normandie, Bretagne, &c. en Juin, Juillet & Aoust, à cause de la facilité du beau tems, & quelquefois des voitures de renvoy qu'ils pourront trouver en y allant & en revenant, & qu'on tâchera de leur procurer ou du moins de leur indiquer autant qu'on pourra.

On exceptera de cette regle les Soldats qui pourront venir tous les mois par ordre de la Cour, & les autres malades qui ne pourront mieux prendre leur tems, ou dont les maladies presseront.

Précis

PRECIS de Remarques véritablement dignes de l'attention des Personnes de tous les états, sur les moyens d'établir promptement & facilement à Bourbonne, un Hôpital Militaire & Général, pour lequel il y a déja des Lettres Patentes du Roy, mais aucun des fonds si desirez & si fort sollicitez depuis plus de trente ans, & également nécessaires en tems de paix & en tems de guerre, pour le service d'une infinité d'Officiers, de Soldats, & de pauvres, & de tous les autres sujets, même les plus qualifiez, du Royaume & étrangers, qui viennent en foule à ces Eaux, ainsi que pour le soulagement des Seigneurs & des Habitans incendiez, & pour bannir la mendicité trop commune en ce lieu.

ON voit dans une seule année jusqu'à près de mille Soldats à Bourbonne aussi peu éloigné de la capitale du Royaume, qu'aucun autre lieu de bains chauds, & plus à portée de plusieurs grands passages des Troupes, des principaux quartiers d'hyver, surtout pour la Gendarmerie, la Cavalerie & les Dragons, des principales garnisons & frontieres de l'Etat marquées ci-dessus, & des théatres ordinaires de la guerre.

La plupart des Soldats encore plus exposez par leur état que tous les autres sujets du Royaume, à une infinité de maladies qui demandent presqu'uniquement l'usage des Eaux de Bourbonne, y sont envoyez ordinairement sans autre secours que la fausse espérance d'être reçûs & de ne manquer de rien dans un Hôpital qui n'existe que dans leurs idées.

Dispersez fort loin de la fontaine & des bains chauds, non dans les meilleurs logis du lieu assez remplis par les autres malades & par leurs suites, mais dans les masures à demi réparées des plus pauvres habitans totalement ruinez par l'incendie, & trop occupez de leur misere & de leurs travaux domestiques ou champêtres, pour pouvoir aider de tels hôtes, ceux-ci dispersez seul à seul & éloignez de tout, ne peuvent aisément recevoir les visites & les secours des Médecins & Chirurgiens du Roy payez pour cela, ni d'autres personnes charitables, & n'ayans par eux mêmes aucune connoissance ni expérience de la qualité de ces Eaux, prenans en aveugles, sans guides, sans témoins, & à toute outrance, la boisson, les bains, douches, &c. périssent souvent à la source des meilleurs remedes, pour le corps,* & peut-être pour l'ame, avant qu'un Pasteur avec toutes ses attentions soit averti seulement de leur arrivée : ou dumoins ils ne guérissent pas aussi communément, aussi promptement, & à aussipeu de frais qu'ils le feroient dans un Hôpital.

On peut encore dire, sans faire tort à la sagesse des Soldats en général (ceci regarde aussi beaucoup les pauvres) que plusieurs d'entre eux venans aux Eaux, dispersez comme je l'ai fait voir, abandonnez à leur propre conduite, & n'étant point retenus par la discipline militaire, ni par la présence de leurs Officiers, ni par les différentes personnes qui ont quelque inspection sur eux dans un Hôpital, encore moins par leurs hôtes qui les craignent eux mêmes, bien loin d'employer le peu d'argent qu'on peut leur avoir confié à s'acheter la nourriture & les re-

* Il en est mort dans les bains chauds, quand ils y sont tombez en foiblesse, parce qu'ils n'avoient personne pour les soutenir.

medes convenables, le consument bientôt à la boisson non des eaux chaudes, mais du vin dont l'excès y est très nuisible, sont bien plus exposez par-là à prendre querelle ensemble, à se battre en duel, à déserter, à courir la nuit, à attenter à la pudeur des filles de leurs hôtes, & autres personnes du sexe, à se livrer enfin quelquefois à toutes sortes de désordres, ausquels il est de la religion, & même de l'interest particulier de la Cour, d'obvier pour jamais par la fondation d'un Hôpital Militaire & général.

Cet établissement n'est pas moins nécessaire en quelque façon pour Messieurs les Officiers, & tous les autres sujets du Royaume, même les plus qualifiez & les plus aisez, qui y trouveront outre le spirituel, tous les secours corporels, comme de bonnes Pharmacies, de bons Médecins, Chirurgiens, Apoticaires, Baigneurs & autres gens de service, dont certainement faute d'Hôpital, on risquera souvent de manquer à des Eaux des plus efficaces de toute l'Europe, mais qui avec toute leur vertu, ne deviennent que trop inutiles à plusieurs, qui manquant des secours d'un Hôpital, pourroient dire comme le paralitique de l'Evangile, qu'ils n'ont personne pour les baigner, ou les soigner dans cette piscine si salutaire des Eaux de Bourbonne, où l'on verroit se multiplier les prodiges de guérison qui s'y operent tous les ans, s'il y avoit un Hôpital Militaire & général, tel qu'on le projette depuis si long-tems.

La Cour a toujours été si pénétrée de la nécessité absolue de cet établissement, qu'Elle accorda pour cela des Lettres Patentes du 2 Octobre 1702, enregistrées au Parlement de Paris le 3 Avril 1705.

Plusieurs Princes & Princesses, plusieurs Maréchaux de France, de grands Ministres, les Archevêques de Besançon dont dépend Bourbonne pour le spirituel, les Intendans de Champagne, les premiers Médecins & Chirurgiens du Roy, les Seigneurs du lieu, une infinité d'autres Seigneurs & Dames de la Cour, de Paris & des Provinces, qui ont été à ces Eaux, & convaincus par leurs propres yeux ou par le cri public, de la nécessité de cet Hôpital, en ont souvent sollicité les fonds, & les Subdéléguez de Langres ou autres personnes par ordre de leurs supérieurs en ont tiré ou fait tirer de beaux plans, ausquels il ne manque plus que l'exécution si désirée & si nécessaire.

De l'aveu de bien des gens, cet établissement ne paroît guéres moins nécessaire en quelque façon, que l'Hôtel des Invalides, qui fait d'honneur à la mémoire du feu Roy, & aux puissances qui y ont eu quelque part; car sans rien éxagerer ici, parmi une infinité d'autres avantages qui interessent le Public & le Militaire, l'on peut assurer que par le moyen d'un Hôpital & d'une route à Bourbonne où toutes choses sont à bon marché, l'on pourroit conserver tous les ans au Roy un millier de bons Soldats, qui s'épuisent ordinairement eux & leurs Officiers, en remedes inutiles, ou qui n'ont pas la vertu de ces Eaux, & sont obligez enfin de quitter le service, ou de demander place à l'Hôtel des Invalides, qui par cet établissement à Bourbonne, pourroit aussi se décharger dans l'occasion d'une infinité de malades, & des fréquentes gratifications que sollicitent plusieurs Officiers & Soldats de la Maison, pour aller à ces Eaux, où deux ou trois semaines de séjour environ en rétabliroient bien plus que des années d'infirmerie, ou plusieurs mois dans les autres Hôpitaux.

Ces Invalides ou d'autres Soldats infirmes, qu'on pourroit même entretenir presque en tout tems avec leur seule paye à l'Hôpital de Bourbonne, pour s'y rétablir plus parfaitement en prenant les Eaux ou d'autres remedes à loiſir, ſurtout pendant l'hyver, ou hors les ſaiſons ordinaires des bains, & qui ſe tiendroient toujours prêts à ſe rendre partout où le ſervice du Roy les appelleroit, ſeroient d'un grand ſecours en tems de guerre, particulierement contre les partis ennemis qui avant la paix rôdoient continuellement à la faveur des bois, autour de Bourbonne, qui ont même pénétré plus avant dans le pays, inſulté l'Abbaye des Bernardins de Cherlieu en FrancheComté, mis le feu à celle de Beaulieu proche Langres, &c. & tenoient dans des allarmes continuelles les frontieres de ces Provinces, & les Etrangers qui venoient aux Eaux, ou qui n'oſoient s'y déterminer quelque beſoin qu'ils en euſſent. Il a fallu dans la derniere guerre faire venir des Compagnies de Grenadiers de Beſançon, ou des Compagnies franches de Dragons, pour garder les grands Seigneurs qui prenoient les Eaux; & mettre quelquefois ſous les armes plus de mille payſans de tout le voiſinage pour donner la chaſſe aux plus petits partis, qui ſeroient bien tenus en reſpect en tout tems par un nombre de Soldats qu'ils ſentiroient à l'Hôpital de Bourbonne. On n'a pas crû inutile de mettre ces raiſons, quelque éloignées qu'elles paroiſſent à préſent ſous un Regne & ſous un Miniſtere auſſi pacifique que celui-ci.

Tout le monde comprend d'abord de quelle néceſſité ſeroit un Hôpital à Bourbonne, pour y recevoir les Soldats malades ou bleſſez, au ſortir d'une Campagne en Allemagne, en Flandres, &c. ou d'un Camp de Saone, de Moſelle, &c. Bourbonne étant à portée des principales frontieres, comme on l'a fait voir, & l'entrepôt ordinaire des Equipages, de l'Artillerie, & des Vivres, leſquels pourroient auſſi pendant l'hyver tirer des ſecours particuliers de cet Hôpital, ainſi que les milices du pays.

Remarques en faveur de tous les véritables pauvres qu'on pourra aiſément entretenir à l'Hôpital Militaire & général de Bourbonne.

On croit pouvoir repréſenter très-humblement que la charitable attention de la Cour pour la conſervation de tous ſes Sujets, ſemble exiger que quand il y aura des Lits à l'Hôpital de Bourbonne qui ne ſeront pas occupez par les Soldats, comme cela pourra arriver ſouvent, on y reçoive auſſi d'autres malades du lieu ou étrangers, avec les précautions qu'on a marquées plus haut : cela seul déterminera plusieurs personnes à faire du bien à cet Hôpital. Tout le monde convient que s'il avoit été commencé depuis trente ans qu'on en parle si fort, il auroit déja des fonds considérables, comme bien d'autres qu'on a établis avec de moindres espérances ou dans des tems plus difficiles ; car les établissemens les plus nécessaires ne se font souvent point, quand on tarde trop d'y mettre la premiere main.

Remarques en faveur des Seigneurs & des Habitans de Bourbonne au sujet de cet Hôpital.

On peut les assurer qu'un Hôpital à Bourbonne entretenu par la Cour, comme on a dit qu'il y avoit tout lieu de l'espérer, déterminera dix fois plus de monde à venir à ces Eaux en les rendant toujours plus fameuses, & qui sans cela même pourroient tomber insensiblement avec toute leur vertu ; qu'il fera remplir par-là les chambres garnies des habitans bien plus encore que par le passé, débiter leurs denrées, leurs marchandises, & les ouvrages de fil qui se font dans le pays, occupera tous les autres ouvriers, soulagera leurs pauvres & leurs malades, les déchargera des logemens de gens de guerre; attirera chez eux & fera circuler même dans le voisinage quantité d'argent de la Cour & d'une infinité d'étrangers, & réparera avec le tems toutes les pertes que l'incendie leur a causé.

Les Seigneurs du lieu trouveront ainsi leur décharge & leur avantage dans celui de leurs propres sujets.

Idée d'un corps de logis séparé dans l'Hôpital pour les femmes & filles.

§ Afin de n'omettre aucun éclaircissement, on croit enfin devoir faire observer ici en faveur des personnes du sexe attaquées de maladies particulieres qui demandent absolument l'usage des Eaux, & qui paroissent ne devoir pas être exclues du bénéfice & des secours de l'Hôpital général de Bourbonne, mais qui pourroient être bien gênées & bien exposées, si elles n'étoient suffisamment séparées des Soldats & des autres hommes dans un lieu comme celui-ci, ou les malades apportent ordinairement toute la vivacité de leurs passions, & où les bains, douches, &c. peuvent occasionner bien des désordres qu'on n'a pas à craindre dans les autres Hôpitaux, où les malades le plus souvent frappez à mort, ne ſont guéres en état de penſer au mal, ni d'en inſpirer aux perſonnes qui les ſervent ; qu'il ſera, dis-je, très-aiſé de faire dans cet Hôpital pour les perſonnes du ſexe, un logement entierement ſéparé par l'Egliſe qui ſeule ſera commune à tout le monde, comme à la Salpétriere, ou par une cour, ou autrement ; & qu'elles pourroient être ſoignées par quelques Sœurs de la Charité, leſquelles ſeroient auſſi d'un grand ſecours pour l'inſtruction des jeunes filles de la Paroiſſe qui eſt très-nombreuſe, & pour le ſoulagement des Dames ou autres perſonnes du ſexe, étrangeres ou du lieu, à qui il ne convient nullement de ſe mettre pour l'uſage des bains, douches, &c. entre les mains des hommes. Tous les honnêtes gens ſe plaignent depuis long-tems de tels abus, auſquels on ne peut auſſi remédier plus efficacement que par un Hôpital tel qu'on le propoſe ici, & qui doit porter ſinguliérement les dames qui ont de la pieté, à y fonder quelques Lits pour les perſonnes de leur ſexe.

On a marqué depuis long-tems pour l'Hôpital un des plus beaux terrains de de Bourbonne, & en grand air, ſur le ruiſſeau de Borne, dans lequel on pourra très-facilement par un canal attirer l'eau de la fontaine chaude, dont on fera des bains & des douches en differens endroits de l'Hôpital, pour les différentes personnes qui y seront.

Moyens aisez dont on croit devoir faire part ici au charitable Public qui peut y contribuer de sa part, pour fonder ou soutenir l'Hôpital Militaire & général de Bourbonne.

I. Le franc-salé, & les autres Exemptions accordées aux Hôpitaux Royaux.

II. Outre la paye du Soldat, comme cela se pratique ailleurs, un supplément convenable dans celui-ci, pris sur l'Extraordinaire des Guerres, &c.

III. Quelques Loteries à Paris ou dans les Provinces. On peut assurer qu'on y mettra volontiers partout pour un si juste sujet, dont l'évidente nécessité se fait sentir depuis long-tems par toute la France, & même dans les Pays Etrangers.

IV. Le renouvellement des Foires franches qu'on avoit accordées à Bourbonne après l'incendie, & qui n'ont pas eu lieu on ne sçait comment, avec quelques octrois au profit de l'Hôpital, comme il s'en leve à Beauvais en particulier, & qu'on payera aussi de bon cœur pour un sujet qui inter-

intereſſe tout le Royaume, ſurtout les Provinces voiſines.

V. L'union de quelques Bénéfices ſimples auſquels on a penſé depuis long-tems comme au plus court moyen, en dédommageant amplement les Titulaires & les Collateurs, qui ne peuvent gueres faire une meilleure diſpoſition de ces Bénefices, qu'en concourant, ſans y rien perdre, à un établiſſement ſi déſiré & ſi néceſſaire, & donnant par-là de nouvelles marques de leur zele pour le ſervice du Roy & du Public.

VI. Quelques penſions ſur des Bénefices.

VII. Le revenu de quelques Bénéfices vacans.

VIII. La paye des Officiers inférieurs qui ſeront d'humeur, comme ils ſont en pluſieurs autres endroits, de venir dans cet Hôpital, où l'on ne peut craindre le mauvais air, ni que les maladies s'y communiquent, puiſqu'aucune de cette nature, comme je l'ai déja obſervé, ne demande l'uſage des Eaux de Bourbonne : outre les ſalles communes & bien aërées pour les Soldats, il pourra y avoir pour Meſſieurs les Officiers des chambres particulieres & détachées, où ils ſeront bien ſoignez & à peu de frais, ainſi que tous les honnêtes gens qui voudroient auſſi y venir, & qui avec le tems ne laisseront pas de faire un profit considérable à l'Hôpital ; ce qui à Bourbonne pas plus qu'ailleurs, ne peut causer le moindre ombrage aux habitans ; assez avantagez eux-mêmes par un établissement qui regarde si fort le service du Roy & le bien commun.

IX. Quelques droits particuliers pour cet Hôpital comme il y en a pour les autres destinez depuis peu à détruire la mendicité ; les droits qu'on a assigné pour celui de Bourbonne ; sur l'eau-de-vie, la biere & le cidre n'y ayant aucun lieu, parce que ces deux dernieres boissons surtout n'y ont aucun cours.

X. Les confiscations, les aumônes, & les legs pieux qu'on pourra faire en faveur de cette Maison.

On prie tous ceux qui sçauront d'autres moyens ou plus convenables, d'avoir la charité de les indiquer : on se reserve aussi d'en proposer en son tems plusieurs autres qui ne seront pas plus à charge à l'Etat & au Public.

Mais comme cet Hôpital pourroit n'être pas construit ou habitable sitôt suivant le plan de quatre salles à 50 lits chacune, &c. que M. l'Intendant de Champagne a fait tirer dans sa derniere visite par le sieur de la Force Ingénieur de la Province, &

pour la bâtisse duquel on ne demande que vingt-cinq mille livres, la saison des bains étant ouverte & attirant bien des gens de guerre, il paroît de la charité de la Cour, de pourvoir à leur subsistance dans l'Hôpital commencé, où l'on a entretenu de tout l'Automne dernier jusqu'à 28 Soldats ou Cavaliers de 17 Régimens différens, & d'autres malades, & où avec quelques secours de la Cour & du Public, de sages Administrateurs qui ne manqueront pas à Bourbonne, peuvent aisément faire accommoder des salles pour y recevoir jusqu'à cent Soldats ou d'autres malades à la fois, & même un plus grand nombre.

L'Auteur de cet Ecrit, qu'il a été conseillé depuis long-tems de rendre public, principal dépositaire depuis quinze ans des plaintes & des besoins trop réels des pauvres Soldats & autres malades qui viennent en foule tous les ans aux Eaux de sa Paroisse, & pénetré de la plus vive douleur de ne pouvoir seul y remédier, non plus qu'aux désordres qui s'y commettent faute d'un Hôpital, ne pouvant aussi poursuivre seul une affaire aussi intéressante pour le service du Roy, du Public, de ses Seigneurs, & de ses Paroissiens, Ose supplier très-humblement tous ceux qui pourront faire quelque usage de ces

Remarques, ou par leur crédit, ou par leurs facultez, ou par leurs sollicitations, ou par leurs avis, ou même par leurs prieres auprès de Dieu le premier auteur de toutes les bonnes œuvres, de vouloir bien accélerer ou favoriser de quelque maniere que ce soit, un établissement si désiré & si nécessaire, & dont les moindres commencemens, avec l'aide de la Providence, la protection de la Cour, & la charité du Public, ne pourront manquer d'avoir les plus heureuses suites, & d'attirer toutes sortes de bénédictions à toutes les personnes qui y prendront quelque part.

FIN.

JE soussigné Maistre ès Arts en l'Université de Paris, ai lû par ordre de Monsieur le Lieutenant Général de Police, un *Avis au Public, en particulier aux Pauvres & aux Personnes charitables, sur la vertu & l'usage des Eaux de Bourbonne-les Bains*, &c. dont on peut permettre l'impression. A Paris ce 29 Avril 1728.

PASSART.

VEU l'Approbation, permis d'imprimer & distribuer le 30 Avril 1728. HERAULT.

A Paris, de l'Impr. de la V. d'Houry, rue de la Harpe, au St Esprit, 1728.

www.ingramcontent.com/pod-product-compliance
Ingram Content Group UK Ltd.
Pitfield, Milton Keynes, MK11 3LW, UK
UKHW022148170726
13837UKWH00004B/1864

9 782329 219226